Miriam Böttcher

FREI ATMEN

WIRKSAME ATEMÜBUNGEN UND MEDITATIONEN BEI ASTHMA

Impressum

Copyright: Miriam Böttcher
Jahr: 2021

ISBN: 9789403624112

Lektorat/Korrektorat: Annika Umbach
Layout/Covergestaltung: Mira Antonijevic

Bildnachweise: Titel: quique_balderas via Twenty20, S. 11 Adobe Stock, S. 13, 29, 30,31 Illustrationen: Mira Antonijevic, S. 27 Adobe Stock, S. 33 Quadronet via Pixabay , S. 37 Pixabay, S. 45 Congerdesign via Pixabay

Verlagsportal: bookmundo
Gedruckt in Deutschland

Die Deutsche Nationalbibliothek verzeichnet diese Publikation in der Deutschen Nationalbibliografie.

Vorwort

Seit meiner Kindheit sind Bronchitis, Asthma und Allergien meine ständigen Begleiter – somit blicke ich auf einige Jahrzehnte Erfahrungen und Erlebnisse mit diesen Erkrankungen zurück. Eines habe ich dabei gelernt: Es ist hilfreich und gibt Sicherheit, selbst aktiv zu werden und die Ursachen der Atemnot zu identifizieren, die Symptome zu erfassen und wenn nötig, die Medikation an die Situation anzupassen.
Ganz wichtig war für mich jedoch die Erkenntnis, dass ich es durchaus auch selbst in der Hand habe, meine Symptome positiv zu beeinflussen. Dabei helfen mir Entspannung, Bewegung und eine achtsame Aufmerksamkeit mir selbst und meinem Körper gegenüber. Meine Tätigkeit als Dozentin für Entspannung und Achtsamkeit hat mir auf diesem Weg sehr geholfen und so ist auch dieses Buch entstanden.
Neben der Erfassung der Peak-Flow-Daten enthält es Informationen rund um die Atmung sowie Dehn- und Bewegungstipps für mehr Flexibilität in der Muskulatur, Meditationen für Weite im Brustraum und natürlich kleine Entspannungsübungen, die leicht in den Alltag zu integrieren sind.

Viel Freude beim Entdecken und Durchatmen!

Miriam Böttcher
Hamburg, im September 2021

**„Wenn die Seele nicht atmen kann,
ist auch der Körper unfrei."**

Aristoteles

Inhalt

Einleitung

Dies ist kein Ratgeber darüber, welche Medikamente wie helfen und wie eingesetzt werden müssen. Wenn Sie dieses Buch in der Hand halten, waren Sie sicherlich schon beim Facharzt und wissen, unter welcher Atemwegserkrankung Sie leiden und welche Medikamente Ihnen Erleichterung verschaffen. Um Ihre Krankheit einschätzen und kontrollieren zu können, ist es sinnvoll, die Daten Ihres Peak-Flows regelmäßig zu erfassen. Denn so können Sie sehen, wohin die Tendenz zeigt und – falls nötig – Ihre Medikation erhöhen. In den Erfassungsbögen können Sie Ihre Beschwerden eintragen. Ich habe die Bögen dahingehend ergänzt, dass Sie die Möglichkeit haben einzutragen, was der oder die Auslöser der Beschwerden sein könnten. Denn nur, wenn Sie diese Information über einen längeren Zeitraum auswerten, haben Sie die Chance, die Auslöser zu meiden.

Asthma ist eine körperliche Erkrankung. Allerdings spielt die Psyche bei der Ausprägung der Symptome eine entscheidende Rolle: So kann Stress zu Atemnot führen und Angst das Engegefühl in der Brust verstärken.

Das Gegenmittel heißt Entspannung. Fragen Sie sich, wie Sie jeden einzelnen Tag stressfreier gestalten können, gönnen Sie sich kleine Atempausen oder bewegen Sie sich an der frischen Luft. Finden Sie heraus, was Ihnen guttut! Tipps dazu finden Sie auf den folgenden Seiten.

Sorgen Sie für sich!

Sie haben auch die Möglichkeit, sich alle Übungen unter folgenden Link anzuhören:
www.entspannt-in-hamburg.de
Passwort: Atmen21
An dieser Stelle möchte ich auch auf die Bücher und die Dokumentation am Ende des Buches hinweisen. Sie haben mein Wissen und meinen Horizont erweitert und mir so manchen Aha-Moment beschert.

Die Atemübungen

Auf den nächsten Seiten stelle ich Ihnen einige sehr wirkungsvolle und dabei leicht zu praktizierende Übungen und Meditationen vor.

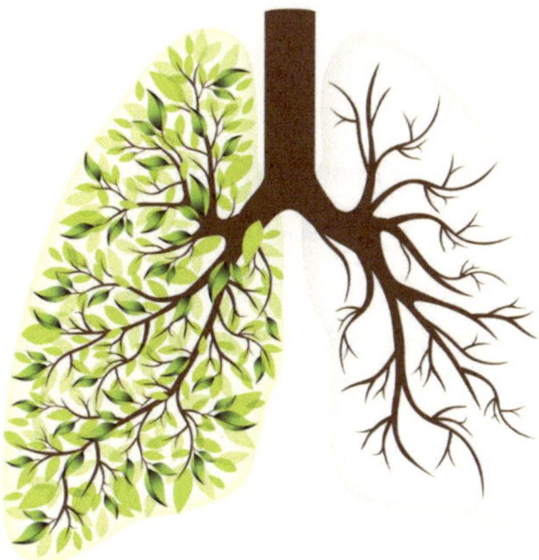

Achtsamer Umgang mit dem eigenen Atem

Machen Sie sich Ihren Atem zum Freund. Gerade, wenn Sie eine Atemwegserkrankung haben, ist es nicht immer leicht, den eigenen Atem als etwas Erfreuliches und Kraftspendendes zu erleben. Verständlicherweise werden die Lunge und Bronchien als etwas wahrgenommen, das nicht richtig funktioniert, Ärger macht und eine Schwachstelle im Körper darstellt. Zeit umzudenken! In dieser kleinen Übung geht es darum, den Atem nicht mit Widerstand zu belegen, sondern ihn wertfrei und ohne ihn verändern zu wollen, fließen zu lassen. Nehmen Sie die Beobachterrolle ein.

Übung

Diese Übung dauert fünf Minuten. Sie können sie im Stehen, Sitzen oder Liegen durchführen.

Nehmen Sie sich Zeit anzukommen. Atmen Sie dreimal tief ein und aus. Freunden Sie sich mit Ihrer Atmung an.

Beobachten Sie, wie Ihre Atmung fließt.
Ist die Atembewegung im Brustkorb deutlich zu spüren? Hebt und senkt sich der Bauch bei der Ein- und Ausatmung? Nehmen Sie den Atemfluss an und in der Nase wahr. Versuchen Sie, der Welle Ihres Atems zu folgen. Von der Nase, durch Hals und Brustkorb bis hinein in den Bauch. Spüren Sie die Bewegung dieser Atemwelle in Ihrem Körper.

Erinnern Sie sich: Sie sind der Beobachter und verändern die Atmung nicht. Seien Sie neugierig und bewerten Sie Ihre Beobachtungen nicht, denn es gibt hier kein Richtig oder Falsch. Fließt Ihr Atem ruhig und gleichmäßig, holprig oder abgehackt? Atmen Sie laut oder leise? Neigen Sie dazu, die Luft anzuhalten?

Lassen Sie sich Zeit, um sich mit Ihrem Atem anzufreunden. Sie schweifen ab? Kein Problem. Fokussieren Sie sich einfach erneut auf Ihre Atmung. Wenn Sie die Übung beenden möchten, atmen Sie einige Male bewusst tief ein und aus.

Vielleicht haben Sie festgestellt, dass Sie durch die Konzentration auf den Atemvorgang insgesamt ruhiger und entspannter geworden sind, dass Ihre Gedanken zur Ruhe kommen und Ihr Herz langsamer schlägt.

Atemräume entdecken

Der Atem fließt durch unseren gesamten Körper. Jedoch gibt es Bereiche, in denen wir unsere Atmung besonders deutlich spüren können.
Mit der anschließenden kleinen Übung lade ich Sie ein, diese Orte etwas genauer zu erkunden.

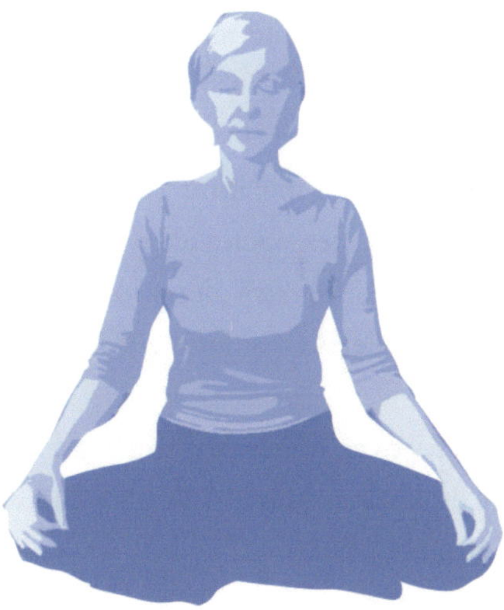

Übung

Setzen Sie sich hierzu bequem und in aufrechter Körperhaltung hin. Wenn es Ihnen leichter fällt, können Sie die Übung auch im Liegen ausprobieren.

Kommen Sie in der von Ihnen ausgewählten Position an und nehmen Sie drei tiefe Atemzüge. Folgen Sie der Atembewegung. Wo in Ihrem Körper können Sie Ihre Atmung ganz deutlich wahrnehmen? Oft spüren wir den Atemfluss besonders ausgeprägt im Bauch, im Brustkorb oder in und um unserer Nase herum. Wie ist das bei Ihnen? Lassen Sie sich Zeit mit der Erforschung Ihrer Atemwelle.

Schicken Sie nun den Atem ganz bewusst in den Bauch und versuchen Sie, einige Atemzüge lang, die Atmung im Bauchbereich zu erleben. Der Bauch hebt und senkt sich. Surfen Sie auf dieser Wellenbewegung mit.

Als nächstes wandern Sie mit ihrer Aufmerksamkeit in Ihren Brustkorb. Gönnen Sie sich auch hier einige tiefe Atemzüge. Sicherlich merken Sie, wie sich der Brustkorb bei der Einatmung weitet und bei der Ausatmung wieder zusammenzieht.

Jetzt geht es noch etwas höher zu Ihrer Nase. Spüren Sie, wie die kühle Luft durch Ihre Nase einströmt und die leicht angewärmte Luft wieder ausströmt?

Wählen Sie zum Abschluss einen dieser drei Orte im Körper aus und verweilen Sie dort noch einige Augenblicke.
Folgen Sie der Atembewegung.

Atem ist Lebensenergie

Unser Atem ist so viel mehr als bloßes Ein- und Ausatmen: Er ist ein Spiegelbild unserer Stimmungen und Gefühle. So ist es nicht erstaunlich, dass dem entspannten Atem ein entspannter Geist folgt. Sind wir hingegen gestresst und hektisch, dann ist der Atem schnell und flach. Manchmal, wenn wir Angst haben, stockt uns sogar der Atem.

Nehmen Sie sich die Zeit, hin und wieder Ihren Atemrhythmus zu betrachten. Machen Sie sich bewusst, dass Sie mit jedem Atemzug frische Energie aufnehmen und Altes und Verbrauchtes gehen lassen können.

Die folgende Übung hilft Ihnen, sich dieses natürliche Kommen und Gehen zu vergegenwärtigen.

Übung

Frische Energie einatmen und alles Verbrauchte ausatmen

Sie können diese kleine Meditation im Sitzen oder Liegen durchführen. Suchen Sie sich einen ruhigen Ort, an dem Sie für die nächsten Minuten ungestört sind.

Kommen Sie an und atmen Sie dreimal tief durch die Nase ein und durch den Mund aus. Spüren Sie Ihre Unterlage und den Sie tragenden Boden.

Nehmen Sie nun Ihren Atem als Welle durch Ihren Körper wahr. Das Ein- und Aus des Atemflusses. Bleiben Sie für einige Atemzüge auf dieser Atemwelle.

Atmen Sie ein und fühlen Sie, wie Sie mit der Einatmung Ihren Brustkorb mit Frische und Energie füllen.
Atmen Sie aus und lassen alle Anspannung und alles Verbrauchte gehen. Schaffen Sie Raum für die Einatmung.
Atmen Sie ein und spüren Sie die Energie, die sich weiter im Körper verteilt, in Ihrem Brustkorb und Bauchraum.
Atmen Sie aus und lassen alles Alte und Belastende gehen.
Atmen Sie ein und verteilen Sie die Frische in Ihrem ganzen Körper: im Kopf, Brustkorb, Bauchraum und nun auch in den Armen und Beinen bis in die Fingerspitzen und Zehen.

Der gesamte Körper wird jetzt mit wohltuender kräftigender Energie versorgt.

Atmen Sie aus und lassen Sie los. Gönnen Sie sich noch drei Atemzüge auf diese Weise und genießen Sie diesen Sauerstoffkick!

Erstaunliches über die Atmung

- Eine der elementarsten Funktionen für unser Überleben ist die Atmung. Die Lunge gehört also genau wie das Herz zu den lebensnotwendigsten Organen des Menschen. Beide Organe arbeiten eng zusammen, denn der Sauerstoff aus der Lunge wird vom Herzen mit dem Blut durch die dünnen Wände der Lungenbläschen in jede einzelne Zelle unseres Körpers gepumpt. Dies geschieht völlig unbewusst und ohne unsere aktive Mithilfe.

- Vom ersten Schrei an haben wir unseren eigenen Atemrhythmus. So atmen Babys mit 40 bis 50 Atemzügen in der Minute noch deutlich schneller als Erwachsene, die 12 bis 18 Mal in der Minute ein- und ausatmen. Das macht einen halben Liter Luft pro Einatmung bei etwa 20.000 Atemzügen am Tag.

Wie sieht es in der Tierwelt aus? Kolibris atmen ganze 250 Mal pro Minute, während ein Elefant in dieser Zeit nur 6 Atemzüge macht.
Sie fragen sich, woran das liegt? Bei großen Tieren schlägt das Herz langsamer, deswegen verlangsamt sich auch die Atemfrequenz. Sie sehen, die Lunge ist ein echtes Hochleistungsorgan. Hier noch ein paar weitere Fakten:

- Unsere Lunge kennt keinen Schmerz, denn sie ist schmerzunempfindlich.

- Wir können mit einem tiefen und ruhigen Atemzug bis zu zehnmal mehr Luft aufnehmen als mit einer flachen Atmung.

- Wir haben 300 000 kleine Lungenbläschen, deren Fläche ungefähr unglaubliche 100 Quadratmeter beträgt.

Was genau bedeutet eigentlich das Rauchen für die Lungenbläschen? Rauchen zerstört die elastischen Fasern der Lungenbläschen, wodurch die Lunge an Elastizität und die Bronchien an Stabilität verlieren. Dies führt zur dauerhaften Verengung der Atemwege. Im nächsten Schritt werden die Wände der Lungenbläschen abgebaut, die Bläschen verschmelzen zu immer größeren Lungenblasen. So kommt es zu einer Überblähung der Lunge.

- Etwa 90 % der benötigten Stoffwechselenergie nimmt unser Körper über den Sauerstoff, den wir einatmen, auf.

- In der Erkältungszeit geraten durchschnittlich 10 000 Bakterien und 100 000 Viren innerhalb einer Stunde in unsere Atmungsorgane. Den Schleimhäuten ist es zu verdanken, dass nicht alle Erreger unser Immunsystem schwächen.

Mein 7-Tage-Journal

Auf den nachfolgenden Seiten haben Sie die Möglichkeit, alle relevanten Daten zu Ihrem Befinden zu notieren.
Denn nur, wenn Sie Ihre Symptome über einen längeren Zeitraum beobachten und festhalten, können Sie frühzeitig erkennen, was Ihre Beschwerden auslöst.

Also, schauen Sie hin und werden Sie zum Detektiv für mögliche Auslöser von Atemnot, laufender Nase oder juckenden Augen. Seien Sie aber auch aufmerksam für die Dinge, die Ihnen guttun und Ihr Wohlbefinden fördern. Denn manchmal können es schon kleine Veränderungen im Verhalten, der Umgebung oder auch beim Essen sein, die Ihnen eine bessere Lebensqualität geben können.

Aus eigener Erfahrung weiß ich, dass plötzlich auftretende allergische Symptome und Atemnot, bei denen man nicht einschätzen kann, woher sie so unvermutet kommen, mit Hilflosigkeit, Frust und Gereiztheit einhergehen können.

In diesen Situationen versuche ich, nicht gleich zu werten, sondern die Beschwerden aus einer Beobachterperspektive zu betrachten. So kann ich die Abwärtsspirale von negativen Gefühlen und körperlichem Empfinden sehr gut stoppen und anschließend die geeigneten Maßnahmen wie angepasste Medikation, Dehnübungen, Entspannung oder Bewegung an der frischen Luft beginnen.

Sie können über drei Wochen lang Ihre Beobachtungen und Werte direkt in diesem Buch notieren. Ich empfehle Ihnen, auch anschließend am Ball zu bleiben. Laden Sie hierfür einfach unter www.entspannt-in-hamburg.de das Journal herunter.

Mein 7-Tage-Journal

Wie ging es mir in der Woche ...?

	sehr gut	geht so	nicht gut	mögliche Auslöser
Montag				
Dienstag				
Mittwoch				
Donnerstag				
Freitag				
Samstag				
Sonntag				

Welche Medikamente habe ich in dieser Woche eingenommen?

Regelmäßige/tägliche Dosis:

Bedarfs-/Notfallmedikamente:

Meine Peak-Flow-Werte

	morgens	mittags	abends
Montag			
Dienstag			
Mittwoch			
Donnerstag			
Freitag			
Samstag			
Sonntag			

Habe ich wegen Atemnot auf etwas verzichten müssen?

Was habe ich mir Gutes getan? Wofür bin ich dankbar?

Mein 7-Tage-Journal

Wie ging es mir in der Woche ...?

	sehr gut	geht so	nicht gut	mögliche Auslöser
Montag				
Dienstag				
Mittwoch				
Donnerstag				
Freitag				
Samstag				
Sonntag				

Welche Medikamente habe ich in dieser Woche eingenommen?

Regelmäßige/tägliche Dosis:

Bedarfs-/Notfallmedikamente:

Meine Peak-Flow-Werte

	morgens	mittags	abends
Montag			
Dienstag			
Mittwoch			
Donnerstag			
Freitag			
Samstag			
Sonntag			

Habe ich wegen Atemnot auf etwas verzichten müssen?

Was habe ich mir Gutes getan? Wofür bin ich dankbar?

Mein 7-Tage-Journal

Wie ging es mir in der Woche ...?

	sehr gut	geht so	nicht gut	mögliche Auslöser
Montag				
Dienstag				
Mittwoch				
Donnerstag				
Freitag				
Samstag				
Sonntag				

Welche Medikamente habe ich in dieser Woche eingenommen?

Regelmäßige/tägliche Dosis:

Bedarfs-/Notfallmedikamente:

Meine Peak-Flow-Werte

	morgens	mittags	abends
Montag			
Dienstag			
Mittwoch			
Donnerstag			
Freitag			
Samstag			
Sonntag			

Habe ich wegen Atemnot auf etwas verzichten müssen?

Was habe ich mir Gutes getan? Wofür bin ich dankbar?

Platz für meine Notizen

Bewegung – Werden Sie aktiv

Dehnen, recken und strecken

Mit rundem Rücken und nach vorne hängenden Schultern atmet es sich schlecht. Die Körperwände sind angespannt, der Atem staut sich und kann nicht richtig fließen. Er bleibt oberflächlich.

Ein gedehnter, elastischer Rumpf und eine aufgerichtete Wirbelsäule sind wichtig, damit Sie frei durchatmen können!

Mit den folgenden Übungen lösen Sie körperliche Spannungen für eine freie und schwingende Atmung. Lassen Sie Ihren Atem wie eine Welle kommen und gehen.

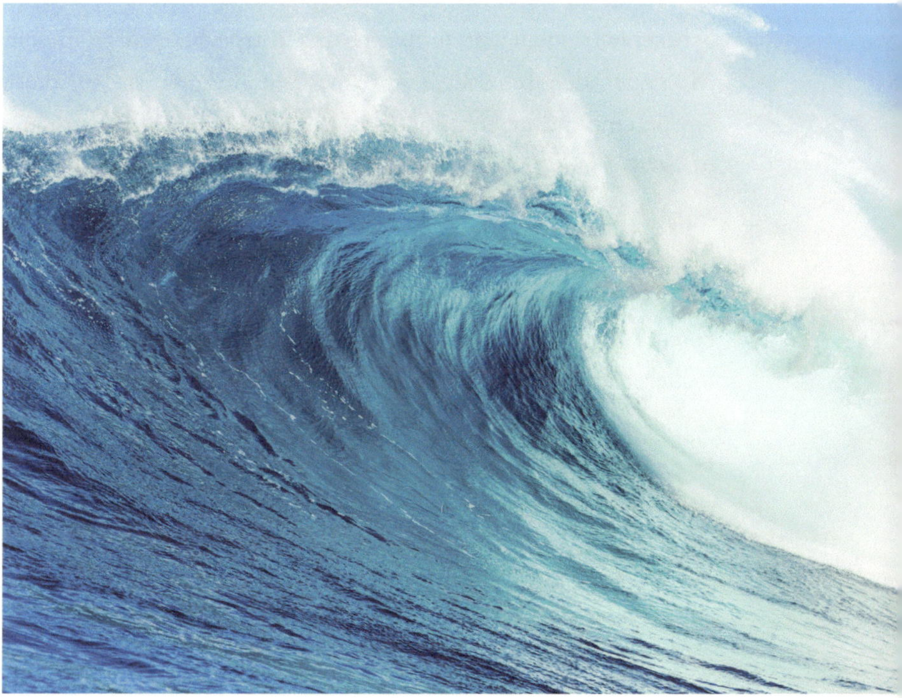

Weite und Raum im Brustkorb schaffen

Die Übungen verhelfen Ihnen zu einer besseren Haltung und einer Aufrichtung der Wirbelsäule. Denn dadurch können Sie mehr Sauerstoff in Ihre Lungen bekommen und die Atmung kann frei und ohne Widerstand fließen.

Nehmen Sie sich für alle Übungen ausreichend Zeit. Bevor Sie beginnen räkeln und strecken Sie sich und gähnen und seufzen nach Herzenslust.
Legen Sie sich in Rückenlage auf Ihre Matte und spüren Sie in Ihren Körper hinein. Wandern Sie jetzt in Gedanken durch Ihren Körper – von den Füßen hinauf bis zum Kopf – und nehmen wahr, wie er sich gerade anfühlt. Fühlen Sie Anspannung in einer bestimmten Region des Körpers? Oder Schmerzen? Vielleicht fühlt sich ein Körperbereich in diesem Moment auch besonders gut an. Ihre Aufgabe ist es, diese Körperempfindungen einfach nur zu registrieren. Sie müssen nichts verändern.

Sie können die Übungen einzeln oder als Übungsabfolge durchführen. Für mich haben sich diese Übungen mittlerweile zu einem Morgenritual entwickelt. Ich fühle mich danach einfach lockerer und wohler.

Legen Sie ihren Fokus besonders auf eine tiefe und lange Ausatmung. Lassen Sie sich nach jeder Übung Zeit zum Nachspüren. Wenn Ihnen danach ist, gähnen und seufzen Sie, denn das kann sehr befreiend sein.

Übung

Der Flankendehner

Ihre Arme sind in Verlängerung zu den Schultern ausgestreckt. Die Beine sind angewinkelt. Lassen Sie die Knie nun einfach nach rechts fallen, während Ihr Blick nach links geht. Der Oberkörper und die Arme bleiben ruhig liegen. Spüren Sie in die Dehnung in der linken Körperhälfte hinein und gönnen Sie sich drei bis vier tiefe Atemzüge in die gedehnte linke Seite.

Bei Ihrer nächsten Ausatmung nehmen Sie die Beine wieder in die Mitte. Atmen Sie ein und lassen Sie Ihre Beine nach links fallen. Der Blick geht nach rechts. Spüren Sie in die gedehnte rechte Seite hinein. Genießen Sie die Dehnung. Atmen Sie drei- bis fünfmal tief in die rechte Seite.

Atmen Sie aus und nehmen Sie die Beine wieder in die Mitte. Lassen Sie die Beine ausrutschen und spüren Sie nach.

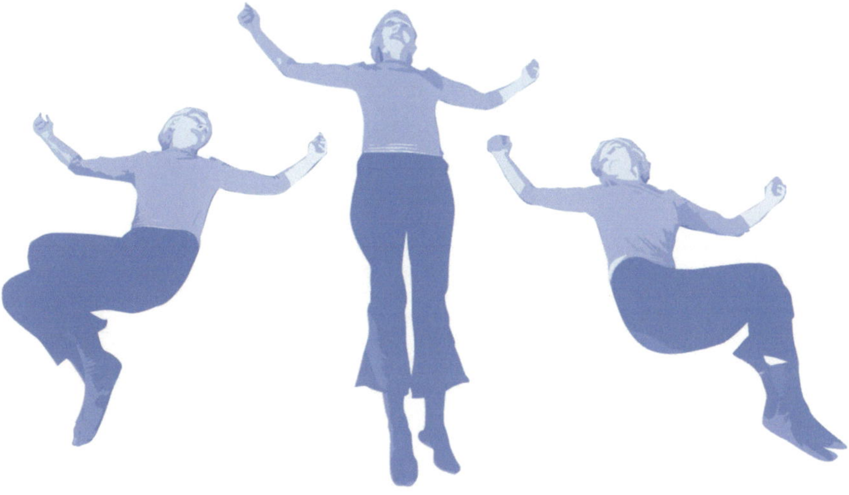

Übung

Der sanfte Brustöffner

Legen Sie sich auf die rechte Seite in die Embryonalstellung. Die Hände sind hinter dem Kopf und die Ellenbogen zeigen nach vorne. Atmen Sie ein und führen Sie den linken Ellenbogen in einem Bogen nach oben und weiter nach hinten Richtung Boden. Spüren Sie die Dehnung im linken Arm und der linken Flanke. Atmen Sie tief in die gedehnte Seite.

Atmen Sie aus und rollen Sie sich dabei auf die linke Seite in die Embryonalstellung. Die Hände sind hinter dem Kopf verschränkt. Jetzt führen Sie den rechten Ellenbogen in einem Bogen nach oben und nach hinten Richtung Boden. Spüren Sie in die gedehnte rechte Körperhälfte hinein. Atmen Sie tief ein und aus und entspannen Sie Ihren Schultergürtel. Entspannen Sie Ihre Gesichtsmuskeln.

Gönnen Sie sich in der Rückenlage noch etwas Zeit zum Nachspüren.

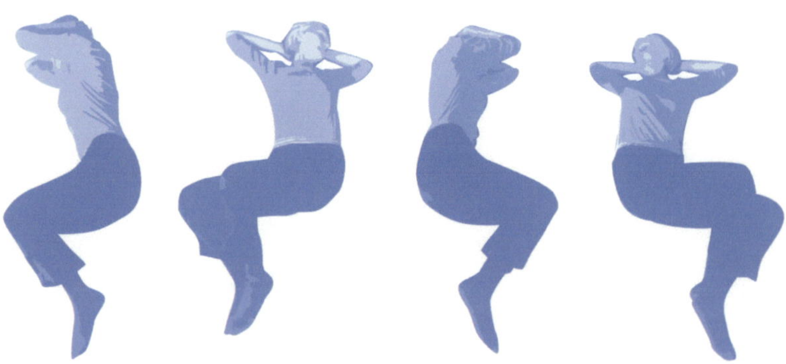

Übung

Der Halbmond

Legen Sie sich auf den Rücken. Die Arme liegen entspannt neben dem Körper. Heben Sie den rechten Arm ausgestreckt über den Kopf. Der linke Arm bleibt neben dem Körper. Wandern Sie jetzt mit den Füßen und dem rechten Arm nach links, sodass Sie eine Dehnung in der rechten Flanke spüren. Atmen Sie tief in die gedehnte rechte Körperseite hinein. Bleiben Sie etwa 30 Sekunden in dieser Halbmondposition. Anschließend legen Sie ihren rechten Arm wieder locker neben ihrem Körper ab.
Fühlen Sie einmal, ob Sie einen Unterschied zwischen der gedehnten rechten Körperhälfte und der ungedehnten linken Seite wahrnehmen können.

Wechseln Sie jetzt die Seite und strecken Sie den linken Arm über dem Kopf aus. Die Füße und der Arm wandern nach rechts. Von oben betrachtet, sind Sie nun ein nach links geöffneter Halbmond. Lassen Sie sich 30 Sekunden Zeit, in die gedehnte linke Seite zu atmen und die Weite zu spüren.

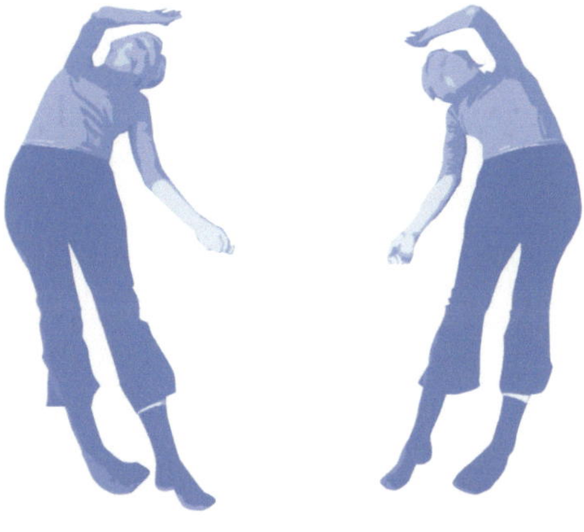

Breath and Walk

Bewegung in der Natur tut dem Körper und der Seele gleichermaßen gut. Verbinden Sie beim nächsten Spaziergang bewusstes Atmen mit achtsamem Gehen.
Dabei wird die Bewegung mit Ihren Atemzügen verbunden, sodass Sie Schritt für Schritt Ihre Lunge trainieren und mit frischem Sauerstoff füllen. Das Immunsystem freut sich über die Bewegung im Freien. Neben dem positiven Effekt auf die Atmung können Sie Spannungen im Körper lösen, Herz und Kreislauf aktivieren und Ihre Schlafqualität verbessern.

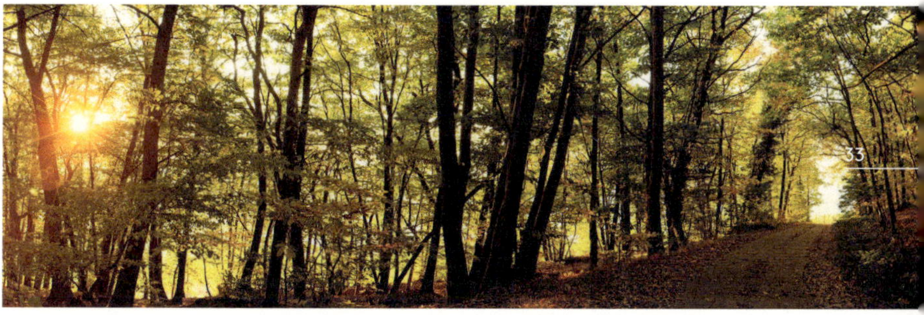

Übung

Wählen Sie eine Strecke in der Natur, auf der nicht zu viel Ablenkung und Lärm ist. In Ihrer Nähe gibt es sicherlich einen landschaftlich schönen Wald oder Park.
Abhängig von Ihrer Kondition sollte Ihre Wegstrecke um die 30 Minuten lang sein. Überfordern Sie sich nicht und hören Sie auf Ihren Körper.

Bevor Sie losgehen, stellen Sie sich aufrecht hin, die Beine etwa hüftbreit. Spüren Sie den Kontakt Ihrer Füße zum Boden. Lassen Sie Ihren Blick weich werden und richten Sie sich mit der nächsten Einatmung Wirbel für Wirbel weiter auf.

Fokussieren Sie sich auf die Weite im Brustkorb, die Aufrichtung der Wirbelsäule und den festen Stand Ihrer Füße auf dem Boden.

Machen Sie sich ganz groß, indem Sie die Arme beim Einatmen über den Kopf heben und beim Ausatmen mit Schwung fallen lassen. Lassen Sie dabei auch Ihren Oberkörper locker nach vorne fallen. Wiederholen Sie diese schwungvolle Bewegung dreimal.
Spüren Sie nach und beginnen Sie, ganz bewusst einen Fuß vor den anderen zu setzen. Experimentieren Sie ruhig mit Ihrer Geschwindigkeit und finden Sie heraus, welche für Sie passend ist. Auch wenn Sie die Übung mit einem Partner oder einer Partnerin machen, bleiben Sie ganz bei sich.

Beobachten Sie aufmerksam den Vorgang des Gehens: Wie rollt der Fuß ab? Wann wird der andere Fuß auf den Boden aufgesetzt? Wie fühlt sich der Untergrund an? Seien Sie neugierig und offen, Ihre Bewegungen auf diese Weise neu zu entdecken.

In der nächsten Phase synchronisieren Sie die Atmung mit Ihren Schritten. Atmen Sie ein und gehen Sie während der Einatmung vier Schritte. Halten Sie es ebenso in der Ausatmungsphase: Atmen Sie aus, während Sie bewusst vier Schritte gehen. Das tun Sie wieder und wieder.

Einatmen = 4 Schritte **Ausatmen = 4 Schritte**

Abhängig von Ihrem Tempo können Sie die Schrittintervalle während eines Atemzugs auch verkürzen oder verlängern. Wenn Sie außer Atem kommen, gehen Sie langsamer.

Es geht bei dieser Übung nicht um Leistung, sondern um einen achtsamen Umgang mit Ihrem Körper.
Gönnen Sie sich zwischendurch Pausen, in denen Sie innehalten und in Ihren Körper hineinspüren. Schlägt das Herz schneller? Wie atmen Sie gerade? Schnell und flach oder tief und ruhig? Wie ist ihre Haltung? Hören Sie einmal genau hin, was Ihr Körper gerade braucht. Wenn Sie den Impuls verspüren, sich zu strecken oder zu beugen, dann tun Sie das.

Zum Abschluss bleiben Sie stehen und fokussieren sich ganz auf sich und Ihren Körper. Spüren Sie nach, bevor Sie Ihren Breath and Walk bewusst beenden.

Aktivieren Sie ihre Selbstheilungskräfte

Unser Körper besitzt ein enormes Potenzial, sich selbst zu heilen. Durch die Meditation kommen wir in Kontakt mit unserem inneren Arzt.

Die folgende kleine, aber sehr wirkungsstarke Übung kann Ihnen helfen, mit Ihren Atmungsorganen, die Ihnen zugegebenermaßen ja das Leben schwermachen können, in Kontakt zu kommen, und sie nicht ausschließlich als etwas, das nicht funktioniert, zu erleben. Allein diese Erkenntnis kann schon sehr entlastend sein.

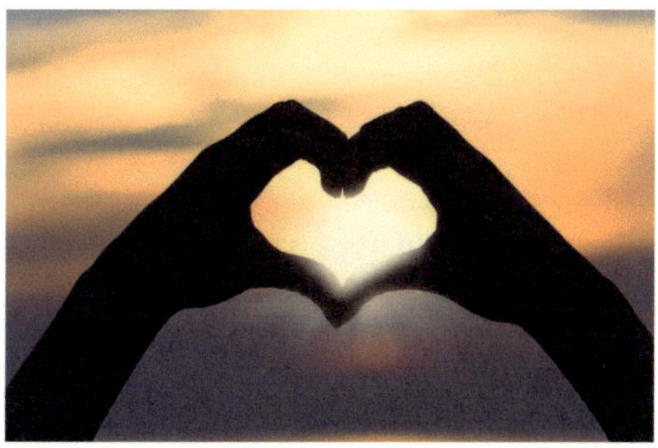

Übung
Die innere Heilung triggern

Setzen oder legen Sie sich hin. Kommen Sie in dem Raum, in dem Sie sich befinden, an und schließen Sie, wenn es angenehm für Sie ist, Ihre Augen. Nehmen Sie ihren Körper als Ganzes wahr wie er hier sitzt oder liegt. Spüren Sie, wie der Boden Sie trägt.

Atmen Sie ein und geben Sie mit der nächsten Ausatmung allen Druck, alle Schwere und alles Gewicht in den Boden ab.

Einatmen und mit dem Ausatmen den ganzen Druck in den Boden fließen lassen. Spüren Sie schon einen Unterschied? Legen Sie nun eine oder beide Hände auf den Brustkorb. Nehmen Sie die Berührung der Hände auf dem Brustkorb wahr. Spüren Sie die angenehme Wärme Ihrer Hände, die bis in Ihre Lungenflügel strömt. Die Wärme breitet sich im gesamten Brustkorb aus. Lassen Sie sich Zeit, dieses angenehme Gefühl wahrzunehmen.

Stellen Sie sich Ihre Lunge mit Ihren zwei Lungenflügeln und die kleinen Lungenbläschen vor. Lassen Sie auch hierhin die Wärme fließen.

Und jetzt sagen Sie in Gedanken zu sich selbst:

Möge mein Brustkorb entspannt und gelöst sein.
Möge mein Atem frei und unbeschwert fließen.
Möge ich heil sein.

Sie können die Sätze auch so verändern, dass sie für Sie passend sind. Wiederholen Sie diese kraftvollen Affirmationen einige Male für sich und spüren Sie in Ihrem Körper nach.

Kommen Sie anschließend zur Beobachtung Ihrer Atmung zurück und folgen Sie für einige Atemzüge dem natürlichem Atemfluss, bevor Sie die Übung beenden.

Fokussieren Sie sich auf das Positive

Auch wenn Ihre Atemwege Ihnen zuweilen oder sogar dauerhaft Sorgen bereiten, gibt es viele Organe, Körperteile und Bereiche in Ihrem Körper, die gesund und heil sind. Die kraftvoll und voller Energie sind, Ruhe und Wärme ausstrahlen und sich einfach gut anfühlen. Das vergessen wir manchmal, wenn wir Schmerzen haben oder der Atem nicht fließt. Die meisten Zellen, Organe und Muskeln funktionieren nämlich wunderbar und machen eine herausragende Arbeit: Und das Tag für Tag!

Machen wir uns nur bewusst, dass sich unsere Zellen in ständiger Veränderung befinden und sich in rasanter Geschwindigkeit erneuern. Das bedeutet, dass wir ungefähr alle sieben Jahre ein völlig neuer Mensch sind. Ich empfinde diese Vorstellung als sehr befreiend.

Mit der folgenden, von mir etwas veränderten Freiraum-Übung aus dem Focusing lenken Sie Ihre Aufmerksamkeit auf die Stellen des Körpers, die sich gut anfühlen. Dies kann hilfreich dabei sein, ein angenehmeres Körperempfinden zu entwickeln und den Körper auf wohltuende Art zu erleben.

Übung

Der gute Ort

Sie können sich bei dieser Übung hinsetzen oder hinlegen. Gönnen Sie sich drei tiefe Atemzüge und kommen Sie erst einmal an.

Stellen Sie sich nun vor, dass Sie einen kleinen Spaziergang durch Ihren Körper machen. Beginnen Sie bei den Füßen und wandern Sie gedanklich die Beine entlang immer weiter nach oben, bis Sie am Kopf angelangt sind. Lassen Sie sich Zeit, in alle Körperteile und Bereiche Ihres Körpers hineinzuspüren.

Wo fühlt sich Ihr Körper gerade ganz besonders gut an? Das kann Ihr Fuß oder aber auch nur eine Fingerkuppe sein. Die Größe des Ortes ist nicht entscheidend. Der Ort kann auch ein völlig anderer sein, wenn Sie die Übung beim nächsten Mal wiederholen.

Erforschen Sie Ihren Körper mit offener Neugier. Wo gibt es eine Stelle, die sich in diesem Augenblick wohl und heil anfühlt? Wenn Sie den Ort gefunden haben, verweilen Sie mit Ihrer Aufmerksamkeit genau dort.

Welche Körperempfindungen, Gefühle oder Bilder erleben Sie an diesem Ort? Das können z. B. Wärme oder ein Kribbeln sein. Vielleicht ist dort auch ein Gefühl von Sicherheit und gehalten werden. Schauen Sie, was bei Ihnen für Empfindungen entstehen.

Stellen Sie sich alles so genau wie möglich vor und benennen Sie die Gefühle und Bilder gedanklich. Baden Sie in diesen angenehmen Gefühlen. Nehmen Sie sich die Zeit, die Sie gerne hier verweilen möchten.

Wenn Sie so weit sind, wandern Sie mit diesem Koffer, gepackt mit schönen Bildern und Gefühlen, in Ihren Brustraum.
Öffnen Sie nun den Koffer und nehmen Sie die wohligen und heilenden Empfindungen nacheinander hinaus und lassen Sie diese in Ihren Brustkorb strömen.
Wenn Sie etwa ein energievolles Kribbeln eingepackt haben, darf sich dieses jetzt im Brustraum ausbreiten. So leeren Sie nach und nach Ihren gesamten Koffer und füllen Ihren Brustkorb vielleicht mit Leichtigkeit, Weite oder Wärme. Natürlich können Sie hier auch ganz andere Gefühle auspacken. Spüren Sie zum Abschluss dieser kleinen Visualisierung in Ihren Brustkorb hinein. Können Sie eine Veränderung feststellen?

Gedankenexperiment

Lassen Sie sich doch einmal auf das folgende kleine Gedankenspiel ein und seien Sie dabei ehrlich zu sich selbst:
Jede Krankheit ist belastend und zehrt an uns. Nicht nur körperlich, sondern auch psychisch. Wir leben in einer Gesellschaft der Selbstoptimierung, in der Krankheit häufig mit Versagen gleichgesetzt wird. „Wenn wir alles richtig gemacht hätten, würde es uns nicht schlecht gehen. Hätten wir mehr Sport getrieben, uns besser ernährt und so weiter, wären wir nicht krank geworden".

Die sozialen Medien tragen das Übrige dazu bei, dass wir dem Ideal von uns selbst hinterherhetzen. Hier ist es an der Zeit „STOPP" zu sagen!

Werfen Sie das Gefühl der eigenen Unzulänglichkeit über Bord und bleiben Sie mit dem Fokus bei sich. Bleiben Sie gelassen und hören Sie auf Ihren Köper.

Bevor Sie die folgenden Fragen beantworten, setzen Sie sich in aufrechter stolzer Haltung hin. Spüren Sie die aufgerichtete Wirbelsäule. Beobachten Sie den Atem, der Ihren Körper bewegt. Verweilen Sie einige Momente in dieser achtsamen Position bevor Sie mit der Übung beginnen.

Versuchen Sie, die Fragen nicht nur aus dem Kopf zu beantworten. Hören Sie auch, was Ihr Köper zu sagen hat. Lesen Sie sich dazu die Frage laut vor und beobachten Sie, welche Empfindungen in Ihrem Hals, Brustkorb und Bauch entstehen. Seien Sie ehrlich zu sich selbst.

1. Wie würde ich mich fühlen, wenn ich kein Asthma/ keine Allergien hätte bzw. meine Beschwerden milder ausfallen würden?

2. Gibt es etwas, dass ich aktiv tun/ändern kann (z. B. mit dem Rauchen aufhören), um meine Symptome zu lindern?

3. Welche Maßnahmen kann ich umsetzen, um meinem Ziel von Linderung näherzukommen?

4. Bei allen belastenden Auswirkungen meiner Krankheit, gibt es auch den einen oder anderen positiven Aspekt (z. B. Entlastung von Aufgaben, Ruhe, Rückzug)?

Essen für eine gesunde Lunge

Unsere Ernährung hat einen Einfluss auf die Gesundheit unserer Lunge. So können Asthmaanfälle durch Zusatzstoffe in Fertiggerichten ausgelöst werden.

Meiden Sie Glutamat, Konservierungs- sowie Lebensmittelfarbstoffe. Ich empfehle Ihnen, auf Fertiggerichte zu verzichten und frisch zu kochen. So wissen Sie ganz genau, was auf den Teller kommt.

Achten Sie auf eine abwechslungsreiche Ernährung mit Antioxidantien, Omega-3-Fettsäuren, Magnesium und Phosphor.

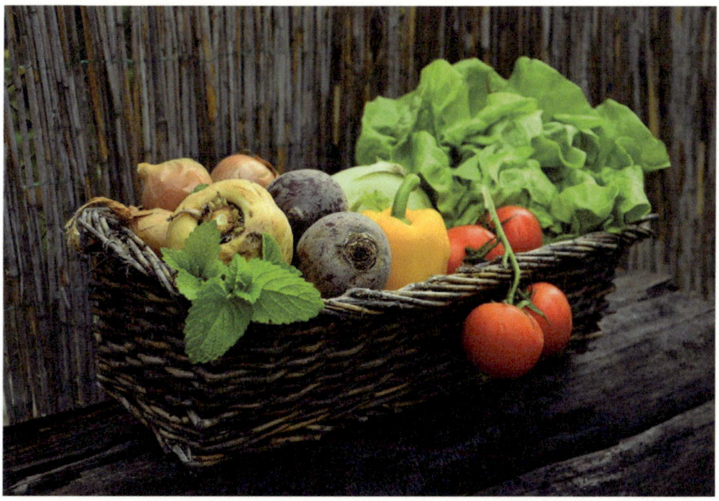

Antioxidantien

Es gibt einige Vitamine und Nährstoffe, genannt Antioxidantien, die „freie Radikale“ (aggressive Sauerstoffverbindungen in unserem Körper) abfangen und in harmlose Moleküle umwandeln. Diese freien Radikalen entstehen beim Atmen in unserem Körper, durch Verschmutzung in der Luft sowie durch Zigarettenrauch. Sie können unseren Organen und Zellen schaden. Dieser „oxidative Stress“ feuert die Entstehung von Lungenkrankheiten wie zum Beispiel Asthma an.
Durch die Nahrung aufgenommene Antioxidantien können oxidativem Stress entgegenwirken.

In den folgenden Lebensmitteln sind besonders viele Antioxidantien:

- Datteln, rote Weintrauben und Cranberries
- Zitrusfrüchte und -säfte, Kiwi, Brokkoli, grüner Pfeffer
- Aprikosen, Melonen, Mango, Karotten, Pfeffer, Spinat, Süßkartoffel
- Getreide, Margarine, Pflanzenöl, Mandeln, Erdnüsse

Omega-3-Fettsäuren

Omega-3-Fettsäuren reduzieren die Entstehung von Zellen, die bei asthmatischen und allergischen Reaktionen auftreten können. Lieferanten für Omega-3-Fettsäuren sind:

- Makrele, Lachs oder Hering
- Pflanzliche Öle, wie Lein- oder Olivenöl

Phosphor und Magnesium

Phosphor ist am Sauerstoffaustausch der roten Blutkörperchen beteiligt. Ein niedriger Phosphor-Spiegel kann somit zu Atembeschwerden führen. Viel Phosphor enthaltende Lebensmittel sind Milchprodukte, mageres Fleisch, Fisch, Bohnen, Erbsen, Vollkorngetreide und Nüsse.
Magnesium entspannt die Atemwege, stärkt das Immunsystem und wirkt Entzündungen entgegen.

Flüssigkeit

Trinken Sie etwa 1,5 Liter Wasser, verdünnte Fruchtsäfte oder Kräutertees am Tag. Das regt die Bildung dünnflüssigen Schleims an und und Sie vermeiden das Austrocknen ihres Körpers. Achtung: Trinken Sie nicht mehr als drei Liter am Tag, sonst erhöht sich der Druck in den Blutgefäßen und das wiederum belastet die Lunge.
Sie sehen, durch eine ausgewogene kluge Ernährung und ausreichend Flüssigkeitszufuhr können Sie selbst viel dazu beitragen, Ihre Lunge optimal bei ihrer Tätigkeit zu unterstützen.

Lassen Sie Entspannung zur Routine werden

Integrieren Sie die Entspannungs- und Bewegungsübungen in Ihren Alltag! Überlisten Sie hierbei Ihren inneren Schweinehund, der allzu gerne Gründe und Ausreden findet, warum es gerade heute nicht passt. Überlegen Sie, wann Sie eine Übung in ihren Tagesablauf am einfachsten einbauen können.

Morgens nach dem Aufstehen könnte vielleicht eine gute Zeit für eine kleine 10- bis 15-minütige Atemmeditation sein. Wenn Sie den Morgen mit Bewegung starten möchten, praktizieren Sie die Dehnübungen. Eine geeignete Zeit für eine Entspannungsübung könnte auch direkt vor dem Einschlafen sein. Denn wenn Sie zu den Menschen gehören, die, sobald Ruhe einkehrt, das Grübel-Karussell starten, kann eine achtsame Körperwahrnehmung hier wahre Wunder wirken und Ihnen einen tiefen und erholsamen Schlaf bringen.

Mein Tipp: Üben Sie regelmäßig! Tragen Sie sich diese Zeit für sich in Ihren Kalender ein und führen Sie ein kleines Tagebuch über Ihre Übungen. Schreiben Sie auch auf, wie Sie sich nach der Übung fühlen. Vielleicht haben sich Veränderungen oder Erkenntnisse eingestellt, die Ihnen wichtig erscheinen. Aber: Bleiben Sie dabei gelassen und lassen die Entspannung nicht zum Stress werden.

Auf der folgenden Seite habe ich ihnen eine Möglichkeit dargestellt, wie Sie Ihre tägliche Entspannung übersichtlich notieren könnten.

Me-Time - Entspannt durch den Tag

	Übung	Uhrzeit	Dauer	Meine Notizen
Montag				
Dienstag				
Mittwoch				
Donnerstag				
Freitag				
Samstag				
Sonntag				

Kleine Wohlfühltipps

Lüften Sie Ihre Wohnräume regelmäßig und ausgiebig.

Bewegen Sie sich, wenn Ihnen das möglich ist, täglich an der frischen Luft. Atmen Sie dabei bewusst. Vielleicht möchten Sie einen kleinen Atemspaziergang machen?

Räkeln und strecken Sie sich und achten Sie dabei auf eine aufrechte Haltung.

Halten Sie inne und spüren Sie in sich hinein. Legen Sie dazu Ihre Hand auf den Brustkorb und lassen Sie den Atem fließen. Genießen Sie die wohltuende Wärme durch die Berührung Ihrer Hand.

Tun Sie etwas, dass Ihnen Freude bereitet.
Glück stärkt unser Immunsystem und unsere Psyche. Warum also nicht ein Instrument, eine neue Sprache oder Malen lernen?

Zum Schluss

Wir sind jetzt am Ende des kleinen Buches angekommen, das mir ein Herzensprojekt ist. Ich wünsche mir sehr, dass Sie Anregungen, Informationen und Übungen für sich entdeckt haben, die Sie mit Freude in Ihren Alltag integrieren können.

Sorgen Sie für sich und nehmen Sie ihre Bedürfnisse ernst. Gönnen Sie sich kleine Durchschnaufpausen, in denen Sie bewusst in Ihren Körper reinhören und der Atembewegung folgen. Vertrauen Sie auf die Weisheit Ihres Körpers!

Wenn Sie Fragen haben und mit mir in Kontakt treten möchten, schreiben Sie mir gerne eine Email:
praxis@entspannt-in-hamburg.de

Passen Sie auf sich auf!

Wenn Sie mehr zum Thema erfahren möchten

Zum Thema Asthma und Allergien

Deutscher Allergie und Asthmabund (DAAB)
www.daab.de
www.atemwegsliga.de
www.lungeninformationsdienst.de

Zum Thema Selbstheilungskräfte

Kersig, Susanne (2014). Im Dialog mit dem Körper (2. Auflage). Kösel-Verlag, München

Rankin, Lissa (2014). Warum Gedanken stärker sind als Medizin (8. Auflage). Kösel-Verlag, München

Amazon Prime Dokumentation: „Heilen ohne Pillen und Skalpell“. Ein Film von Kurt Langbein

Servan-Schreiber, David (2006). Die neue Medizin der Emotionen (28. Auflage). Goldmann

Kabat-Zinn, Jon (2019). Gesund durch Meditation. Knaur, München

Rehms, Waltraud (2014). Asthma natürlich behandeln. Schlütersche, Hannover

Novozhilov, Andrey (2015). Leben ohne Asthma. Die Buteyko-Methode (4. Auflage). Mobiwell Verlag

Zum Thema Breath and Walk

Breath and Walk-Kurse und -Einzelstunden können Sie auf meiner Internetseite buchen:
www.entspannt-in-hamburg.de/kurse-und-workshops

Wenn Sie einen Atem-Workshop oder -Kurs belegen möchten, finden Sie die aktuellen Termine auf meiner Internetseite:
www.entspannt-in-hamburg.de/kurse-und-workshops

Über die Autorin

Miriam Böttcher ist Dozentin und Trainerin für Entspannung und Achtsamkeit. Sie leitet regelmäßig Kurse und Workshops. Selbst seit der Kindheit an Asthma erkrankt, hat sie schon Vieles ausprobiert und für sich die wohltuende Kombination aus Entspannung, Bewegung und Meditation entdeckt.

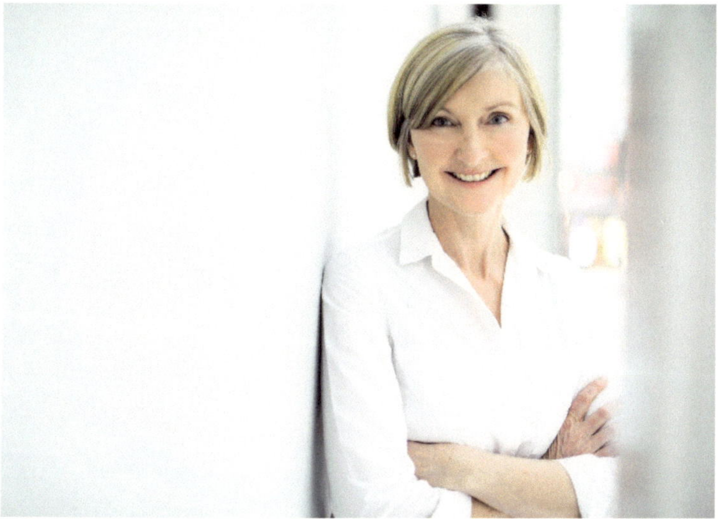

www.entspannt-in-hamburg.de
praxis@entspannt-in-hamburg.de
entspannt_in_hamburg